AF280614

Waldemar Gangkover

Power Penis
- Bodybuilding für sein bestes Stück –

für Männer in jedem Alter

gesünder
stärker
größer

Potenz und Gesundheit
bis ins hohe Alter

Beraten Sie sich mit Ihrem Arzt, bevor Sie mit dem Training beginnen!

Die Ergebnisse, die mit diesen Übungen erzielt werden, sind individuell unterschiedlich. Beraten Sie sich mit Ihrem Arzt.

Herstellung: Libri Books on Demand
ISBN 3-8311-0041-1

Inhalt

Vorwort

Ist „seine" Größe das alles Entscheidende? Sicher nicht. Allerdings ist die Penisgröße auch nicht gerade unwichtig. Wie viele Männer leiden über Jahrzehnte an der Vorstellung einen zu kleinen Penis zu haben? Unsicherheit, mangelndes Selbstbewusstsein und sogar Ängste führen zu Einschränkungen der Lebensqualität, die nicht zu unterschätzen sind.

Was auf jeden Fall noch bedeutender als die Größe ist, ist das Stehvermögen. Potenz ist im Leben eines Mannes von überragender Wichtigkeit.

Und zweifellos das Wichtigste ist die Gesundheit.

Dieses Buch ist zwar klein, was das Format betrifft, doch sein Wert kann unermesslich sein. Denn jeder Mann, der die hier beschriebenen Übungen praktiziert, kann einen gigantischen Zuwachs an Lebensqualität gewinnen.

Er kann seine Gesundheit bis ins hohe Alter bewahren und fördern. Er kann seine Potenz steigern. Und er kann bis ins hohe Alter die Freuden von Liebe und Sex genießen. Und schließlich werden hier auch Übungen vorgestellt, die zu einem größeren und stärkeren Glied führen.

Jeder organisch gesunde Mann kann das erreichen. Außerdem lassen sich viele Krankheiten oder Beschwerden lindern, wenn nicht gar heilen. In jedem Fall helfen eine gesunde Lebensweise, eine positive Einstellung und das Beobachten von Erfolgen und Fortschritten - und seien sie anfangs auch noch gering. Sie stellen die Basis für ein freudvolleres, energiegeladenes und erfülltes Leben dar.

Es lohnt sich also die hier beschriebenen Übungen zu praktizieren. Entweder alle oder nur die Übungen, die genau zu den Ergebnissen führen, die Mann für sich verwirklicht sehen will.

Lassen Sie sich nichts anderes einreden. Der einzige, der für Ihr Leben verantwortlich ist, sind Sie. Sie leben in Ihrem Körper. Von der ersten Sekunde Ihres Lebens bis zum letzten Atemzug. Es gibt keine Pausen, keine Auszeiten, keine Ausflüge woanders hin. Ihr Körper ist Ihr Körper, so lange Sie leben. Und Sie haben nur Ihren Körper und nur Ihr Leben. Nur in Ihrem Leben können Sie Freude, Glück, Genuss und Lust erfahren.

Hegen und pflegen Sie also die Grundlage für alles, was es für Sie gibt. Seien Sie freundlich zu Ihrem Körper. Geben Sie ihm das, was er braucht und er wird Ihnen mehr zurückgeben, als Sie vielleicht ahnen können.

Jeder Mann hat das Potenzial die höchsten Freuden und die höchste Lust zu erleben. Sie dürfen und Sie können stark sein.

Nehmen Sie sich, was das Leben für Sie bereithält. Solange Sie dabei ein wahrer Mann sind, d.h. unendlich liebvoll, großzügig und immer gebend, steht Ihnen alles zu. Und Sie werden am eigenen Leib erfahren, welch unschätzbares Glück es ist ein Mann zu sein.

Es liegt alles für Sie bereit. Aber es liegt auch alles bei Ihnen – und nur bei Ihnen. Keine Ausreden!

Kapitel 1
Gesunde Ernährung

Ein starker und leistungsfähiger Körper braucht dauerhaft eine gute und ausgewogene Ernährung. Schließlich beziehen wir die Energie, die uns zu allem befähigt, aus der Nahrung, die wir jeden Tag zu uns nehmen.

Geben wir unserem Körper also, was er braucht. Niemand würde auf die Idee kommen, einen teuren Sportwagen mit Billigöl und verunreinigtem Treibstoff auf die Piste zu schicken.

Doch unseren Körper betanken wir oft mit minderwertigen Stoffen. Wer sich unbewusst ernährt, darf sich nicht wundern, wenn sein Körper ihm nicht die Leistung zur Verfügung stellt, die wir brauchen, um Hochgenuss zu erleben.

Machen Sie sich bitte klar, dass Zucker und Fett im Körper als Fett abgelegt werden. Sie brauchen keine Süßigkeiten, wenn Sie ein erfülltes und freudvolles Leben führen. Es liegt nur an Ihnen, wann Sie beginnen, den Teufelskreis zu durchbrechen. Hören Sie auf aus Frust zu fressen und Sie werden wieder schlank und attraktiv sein.

Ihre Chancen, einen Liebespartner zu finden, steigen wieder. Oder Ihr gegenwärtiger Partner wird sich wieder verstärkt körperlich zu Ihnen gezogen fühlen. Sie fühlen sich wieder besser und es fällt Ihnen noch leichter sich verstärkt bewusst und gesund zu ernähren.

Sie brauchen in Verbindung mit sportlicher Betätigung (darüber gibt es in diesem Buch auch ein Kapitel) eine gute Ernährung, die sich an folgenden Regeln ausrichtet:

Essen Sie nicht immer das Gleiche. Abwechslung ist Trumpf. Vergessen Sie Fast Food (auch „Junk Food" genannt, das heißt „Schrott-Essen"). Je frischer, desto besser.

Vitaminreiches Essen mit genügend Ballaststoffen, keinen Süßkram, keine unkontrollierten Häppchen zwischendurch. Essen Sie fettarm und ausgewogen. Wenn Sie verstärkt Kraft- und Muskelaufbautraining betreiben, dann müssen Sie auch darauf achten, sich eiweißreich zu ernähren. Besorgen Sie sich im Reformhaus Eiweißpräparate und nehmen Sie nach Ihrem täglichen Muskeltraining einen großzügigen Eiweißdrink. Das kann man in jedem Alter tun. Vergessen Sie die Ausreden. Es ist Ihr Leben.

Sie werden sehen, wenn Sie sportlich fit sind, sich gesund und eiweißreich ernähren, dann ist es egal, wie alt Sie sind. Sie werden eine positive und gesunde Ausstrahlung haben. Sie werden vor Kraft und Lebensfreude nur so strotzen. Und das macht Sie attraktiv.

Wenn Sie Übergewicht haben, dann nur deshalb, weil zu viel gegessen haben. Vergessen Sie die Märchen von schicksalhafter Veranlagung.

Die Wahrheit sieht ganz klar und einfach aus: Wer seinem Körper mehr Energie in Form von Nahrung zuführt als er, in Form von (hauptsächlich körperlicher) Betätigung verbraucht, wird fett. Wer hingegen mehr Energie verbraucht als er seinem Körper zuführt, verliert Gewicht.

Das ist so. Es gibt bei niemandem eine Ausnahme. Wenn Sie Übergewicht haben, dann lassen Sie die Kalorienbomben weg: Pommes Frites, fettes Essen, Schokolade, Alkohol (!!!), Kuchen, Zucker im Kaffee usw.

Essen Sie etwas weniger, als Sie brauchen, und Ihre Fettreserven werden mit der Zeit aufgezehrt sein. Sie müssen nur diszipliniert sein. Das ist alles. Wenn Sie damit ein Problem haben, dann begeben Sie sich in eine gute Psychotherapie oder fangen Sie an regelmäßig Sport zu treiben. Die Betonung liegt hier auf „regelmäßig" – und dauerhaft, das heißt „ab heute für immer". Fangen Sie in dieser Minute an richtig zu leben. Übertreibungen beim Sport an den ersten Tagen führen immer zum Aufgeben aller guten Vorsätze. Suchen Sie sich einen oder besser mehrere Partner, mit denen Sie regelmäßig sportliche Aktivitäten unternehmen. Die körperliche Betätigung muss mit Spaß verbunden sein, sonst wird es sehr schwer für Sie sein.

Wenn Sie aber Ihrem Körper, dem Wertvollsten, was Sie besitzen, die Bewegung und den Wechsel von Anspannung und Entspannung geben, die er braucht, dann wird auch ganz natürlich Ihr Appetit nachlassen.

Essen Sie dann nicht aus Gewohnheit die alten Mengen. Wer Sport treibt, hat das Bedürfnis weniger zu essen. Falls Sie doch mal wieder eine Heißhungerattacke haben, dann greifen Sie auf keinen Fall aus alter Gewohnheit zum Schokoriegel o.ä., sondern machen Sie ein paar Liegestütze, Kniebeugen oder Bauchmuskelsitups. Danach trinken Sie ein oder zwei große Gläser Mineralwasser. Dann stürzen Sie sich wieder in Betätigung (Langeweile ist ein Fall für den Psychiater). Und wenn nach einer guten viertel Stunde der Heißhunger immer noch nicht vergessen ist, dann essen Sie eine viertel Scheibe Schwarzbrot. Trocken versteht sich. Kauen Sie gut und lange. Das dürfte Ihnen ausreichende Hilfe sein, gerade in den ersten 4 Monaten Ihrer Lebensumstellung. Nutzen Sie diese Tipps – und Sie werden es schaffen. Schlagen Sie alles in den Wind, dann verweichlichen Sie weiter und Sie vergeuden Ihre kostbare Lebenszeit mit unnötigen Problemen,

Selbstzweifeln, falscher Schwäche und Selbstmitleid. In dieser Minute – und in jeder kommenden – entscheiden Sie sich immer wieder neu für ein erfülltes oder ein fades Leben. Das ist die Kehrseite der naturgegebenen Freiheit, die Sie als Mann haben.

Und damit Sie immer wissen, ob Sie gerade zunehmen, abnehmen oder Ihr Gewicht halten, gibt es in diesem Buch ein kleines Messinstrument, das Sie immer bei sich haben sollten. Es zeigt Ihnen in jedem Moment an, in welche Richtung sich Ihr Körpergewicht gerade bewegt. Benutzen Sie es. Es ist eine enorme mentale Hilfe und kann Sie oft davor retten, vom rechten Weg abzukommen.

Was tun, wenn Sie ein kraftloser Spargeltarzan sind? Nicht nur Fettmöpse haben es schwer im Leben und im Bett. Wenn Sie zu dünn und schwach sind, dann müssen Sie ein konsequentes Aufbautraining betreiben. Aber auch für Sie gilt, dass gesunde, eiweißreiche Ernährung unerlässlich ist.

Sie werden erleben, dass sich durch regelmäßige sportliche Betätigung, insbesondere Krafttraining mit schweren Gewichten, Ihr Appetit steigert. Lassen Sie sich vom Trainer im guten Fitness-Zentrum beraten und leiten.

Es gibt unterschiedliche Körpertypen, kein Zweifel, aber egal, wie Sie von Natur her ausgestattet sind, es ist in jedem Fall unnatürlich zu wenig Kraft, Ausdauer, Beweglichkeit und Schnelligkeit zu besitzen, wobei die Schnelligkeit sich durch richtiges, d.h. ausgewogenes Krafttraining steigert.

Wenn Ihnen die im Rahmen dieses kleinen Buches gegebenen Anregungen nicht ausreichen, dann besorgen Sie sich gute Literatur über gesunde Ernährung und Fitnesstraining. Es gibt unzählige Bücher, viele sind das Geld nicht wert. Aber Sie haben gesunden Menschenverstand und es ist einfach, gute Anregungen von Büchermüll zu unterscheiden: Was einfach, klar und unmittelbar einleuchtend ist, das ist auch oft gut. „Neue" Methoden, „sensationelle" Entdeckungen oder ähnliches können Sie in der Regel vergessen.

Der menschliche Körperbau hat sich seit den letzten 600.000 Jahren (oder mehr, wer weiß?) nicht wesentlich verändert. Er ist für die Lebensweise aus dieser Zeit konstruiert. Ihr Körper verlangt genau das, was der Körper der Menschen aus dieser Zeit verlangte. Und er ist bereit, Ihnen genau das zu geben, was die Menschen aus dieser Zeit von Ihrem Körper brauchten.

Leben Sie wie ein Jäger und Sammler. Bewegen Sie sich viel an frischer Luft. Strengen Sie sich regelmäßig an, ruhen Sie genügend aus. Haben Sie keine Angst vor kaltem Wasser. Essen Sie knapp, abwechslungsreich, (fast) zuckerfrei, fettarm und eiweißreich.

Dann werden Sie einen starken Körper haben, der Ihrer Seele Glück schenkt, wenn Sie erfolgreich sind bei der Selbst- und Arterhaltung.

Ihr Körper wird Ihnen alle Kraft, Energie und Ausstrahlung bereitstellen, die für die Selbsterhaltung notwendig ist. Heute nennt man das „erfolgreich" sein. Und Sie werden alles haben, was Sie für die Arterhaltung (Sex und gute Partnerschaft) brauchen: Kraft, Energie, Ausdauer und Liebesfähigkeit.

In einem Wort, leben Sie gesund und natürlich in Ihrer modernen Welt und Sie werden genauso beglückend und ursprünglich leben können, wie Ihre Vorfahren, die die erfolgreichsten und stärksten aller Männer waren. Denn früher konnten sich nur die Erfolgreichsten und Stärksten durchsetzen, paaren und Ihren Nachwuchs (auch nur die Stärksten und Gesündesten) durchs Leben bringen.

Das steckt in Ihren Genen und das ist Ihr Erbe. Sie sind dazu bestimmt, stark, erfolgreich, gesund, frei und glücklich zu sein!

Ernähren Sie sich gesund und vernünftig und es wird Ihnen schon 300 Prozent besser gehen. Denken Sie daran: Sie sind ein Mann, wie all Ihre starken Vorfahren aus Jahrhunderttausenden – und so sollen Sie sich auch fühlen. Gesund, lebensfroh und stark!

Das Abnehm-O-Meter

Das Abehm-O-Meter können Sie innerhalb weniger Minuten ganz leicht selbst basteln. Es wird Ihnen gute Dienste leisten, egal ob Sie nun ab- oder zunehmen wollen – oder ob Sie lediglich darauf achten müssen Ihr Gewicht zu halten.

Es zeigt Ihnen zu jeder Zeit an, ob Sie gerade zunehmen, abnehmen oder Ihr Gewicht halten. Sie wissen somit also immer, ob Sie noch etwas essen sollten oder nicht.

Wenn Sie abnehmen möchten, müssen Sie darauf achten, dass die Anzeige immer auf Abnehmen steht. Sie dürfen nie soviel essen, dass Sie in den Bereich des Zunehmens kommen. Wenn Sie Gewicht zulegen wollen, dann ist es natürlich umgekehrt.

Basteln Sie nun also Ihr Abnehm-O-Meter und lesen Sie im Anschluss, wie es funktioniert und wie Sie es bedienen müssen.

Nehmen Sie einen festen Karton oder eine leichte Pappe und schneiden Sie ein rechteckiges Stück aus, das etwa die Form und die Größe einer Kredit- oder Scheckkarte hat.

In die eine Längsseite schneiden Sie alle 2 Millimeter eine kleine Kerbe.

In die gegenüberliegende Längsseite schneiden Sie genau auf halber Höhe eine kleine Kerbe.

Legen Sie nun das Kärtchen so vor sich, dass die Seite mit den vielen kleinen Kerben rechts liegt und die Seite mit der einen Kerbe links.

Zeichnen Sie auf halber Höhe eine waagerechte Linie quer über die Karte.

Über diese Linie zeichnen Sie ein großes + (Plus) und unterhalb der Linie ein großes – (Minus).

Zum Schluss nehmen Sie einen einfachen Gummiring (Bürogummi) – ggf. doppelt nehmen – und legen Sie ihn um Ihr Kärtchen, und zwar so, dass das Gummi links in der Kerbe auf halber Höhe liegt und rechts in der Kerbe, die die zehnte Kerbe unterhalb der Mittellinie ist.

Fertig ist Ihr Abnehm-O-Meter.

Die Funktionsweise ist ganz einfach. Jeden Morgen stellen Sie das Gummi so ein, wie Sie es eben gemacht haben. Nämlich auf der rechten Seite 10 Kerben unterhalb der Mittellinie.

Wenn Sie etwas essen, dann müssen Sie das Gummi auf der rechten Seite nach oben rücken. Links bleibt es immer in der einen Mittelkerbe.

Wenn Sie 200 Kilokalorien zu sich nehmen, dann müssen Sie das Gummi um eine Kerbe nach oben stellen.

Wenn Sie sich einer besonderen körperlichen Anstrengung unterziehen, dann dürfen Sie das Gummi für je 200 verbrauchte Kilokalorien nach unten stellen.

Solange das Gummi nach unten zeigt, nehmen Sie ab. Zeigt es nach oben, nehmen Sie zu. Steht es genau auf der Mittellinie, dann halten Sie Ihr Gewicht. Die 10 Kerben, die Sie jeden Morgen nach unten stellen, sind 2000 Kalorien Tagesverbrauch für „normales" Leben.

Dieses kleine unscheinbare Gerät, ist eine enorme Hilfe bei jeder Diät. Sie müssen nur gnadenlos ehrlich sein. Aber Sie werden ja nicht so bescheuert sein, sich selbst zu belügen.

Eine Kerbe nach oben sind z.B.
- 1 Riegel Schokolade
- 1 großes Bier oder ¼ l Wein
- 1 Dose Limo oder Cola
- 5 Kaffee mit Milch und Zucker
- ½ Pfund Magerquark
- 3 Kartoffeln, Äpfel oder Birnen
- 1 ½ trockene Brötchen
- 2 trockene Scheiben Brot
- 6 trockene Scheiben Knäckebrot
- 2 Scheiben Käse oder 2 Strich Butter
- 1 kleines Stück Fleisch
- ½ Pommes mit Mayo

Eine Kerbe nach unten sind z.B.
- 15 Minuten Bodybuilding
- 20 Minuten Laufen
- 30 Minuten Radfahren
- 45 Minuten Tanzen

An diesem Gerät können Sie also unmittelbar erkennen, dass selbst kleine Essensportionen dem Körper recht viel Energie zuführen. Hingegen müssen Sie ziemlich viel Sport machen, um diese Energie wieder zu verbrauchen.

Abnehmen funktioniert nur, wenn Sie wirklich weniger essen – oder eben Sachen, die nicht so dick machen, und selbst davon möglichst wenig. Und wenn Sie gleichzeitig vermehrt Energie durch Sport abarbeiten.

Disziplinieren Sie sich dauerhaft. Sie werden sehen, es ist viel leichter, jede Woche nur ein halbes Pfund abzunehmen. Das sind in einem Jahr immerhin 13 Kilo. Aber mit einer Gewaltaktion in wenigen Wochen 13 Kilo zu verlieren, ist eine harte Geschichte, die meistens in herben Rückfällen mit dem berüchtigten Jojo-Effekt endet. Da helfen auch keine teuren Spezialmittel oder „neue" Methoden.

Auch hier gilt: Seien Sie vernünftig und gebrauchen Sie Ihren Verstand.

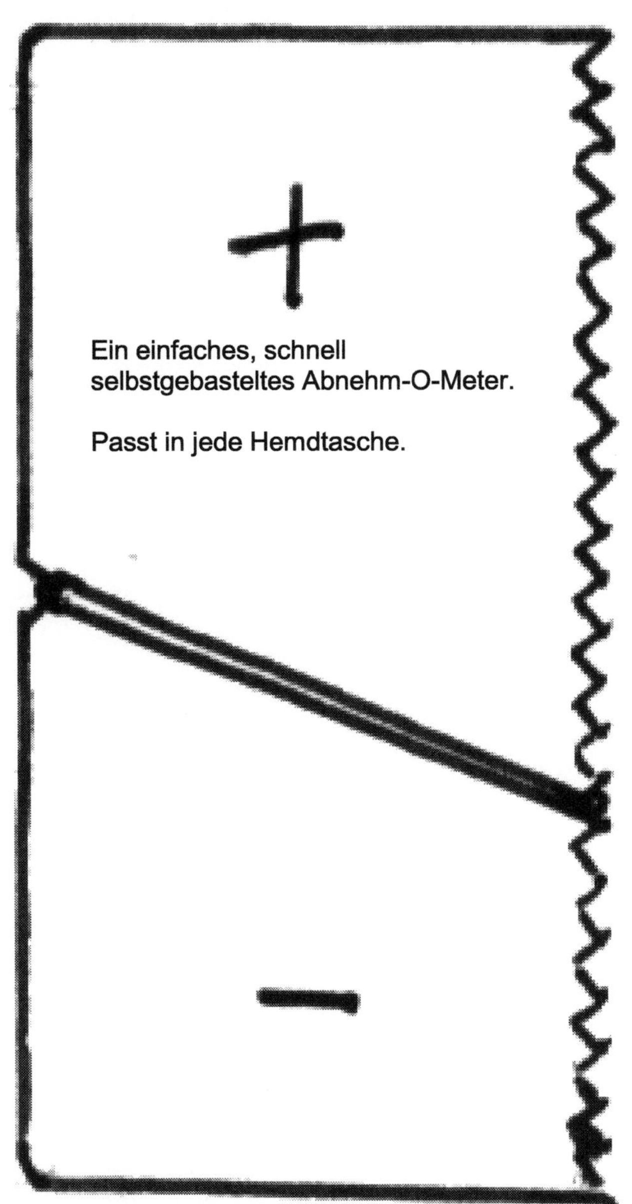

Ein einfaches, schnell
selbstgebasteltes Abnehm-O-Meter.

Passt in jede Hemdtasche.

Kapitel 2
Allgemeine Fitness

Was spricht eigentlich dafür sich körperlich fit zu halten? Was haben Sie davon sich gesund zu ernähren und Kraft, Ausdauer, Beweglichkeit und Schnelligkeit zu trainieren?

- Es macht Spaß.
- Sie fühlen sich glücklicher.
- Gesundheit ist der natürliche Zustand des Menschen.
- Sie leben länger.
- Sie sehen besser aus.
- Ihre Haut sieht frischer und gesünder aus
- Sie sind leistungsfähiger für Ihren Alltag
- Sie sind nach Ihrem Tagwerk nicht zu erschöpft für Liebe und Sex.
- Man (und Frau) traut Ihnen mehr zu. Sie machen leichter Karriere. Menschen vertrauen sich Ihnen lieber an. Wer sich selbst nicht im Griff hat, kann auch keine Verantwortung für andere übernehmen (archaisches Empfinden, den Stärksten zum Führer zu machen).
- Sie werden erfolgreicher in jeder Hinsicht.

- Sie werden selbstbewusster und haben es leichter Sexualpartner zu finden.
- Frauen haben das natürliche Bedürfnis einen männlichen Körper zu berühren, bei dem die Muskulatur deutlich erkennbar ist.
- Gut entwickelte Muskulatur gibt Ihnen Kraft und Ausdauer beim Liebesakt. Sie bewegen sich geschmeidiger und lockerer – Ihr Sex wird um Klassen besser. Sie sind besser im Bett.
- Gut entwickelte Muskeln im Bereich von Bauch, Gesäß und Oberschenkeln führen zu besserer Durchblutung im Genitalbereich. Ihr Glied wird größer und steht länger. Ihre Ejakulation wird stärker.

Denken Sie selbst noch ein wenig nach und Sie werden nur Gründe finden, die dafür sprechen, fit zu sein. Es tut Ihnen und allen anderen gut, wenn es Ihnen gut geht und Sie keinen Grund mehr haben, sich bei sich selbst oder gar bei anderen zu beklagen.

Gut, Sie lesen weiter, also sind Sie überzeugt. Sie haben Recht, es lohnt sich. Setzen Sie also das in Ihrem Leben um, was hier als Anregung geschrieben ist. Sie werden noch mehr bekommen, als Sie sich jetzt davon versprechen mögen.

Wie gelangen Sie zur Fitness? Es ist einfach. Wenn Sie durch angemessene und richtige Ernährung die Grundlage schaffen, dann können Sie Ihren Körper an Leistungsfähigkeit gewöhnen. Selbstverständlich fangen Sie mit beidem (Ernährung und Fitness) gleich heute an. Nicht auf morgen verschieben. Sie wissen ja: Morgen kommt nie.

Das Geheimnis des Erfolgs liegt in der Regelmäßigkeit und Dauerhaftigkeit. Heftige Trainingsprogramme, die nur eine halbe Woche dauern, führen nur dazu, dass Sie immer mehr Selbstvertrauen verlieren und es immer schwieriger wird dauerhaft ein gesundes Leben anzufangen.

Also übertreiben Sie nicht, sondern lernen Sie Geduld. Sie wollen für den Rest Ihres Lebens fit sein, egal wie alt Sie jemals werden; also müssen Sie auch für den Rest Ihres Lebens etwas dafür tun. Sie müssen für den Rest Ihres Lebens etwas tun, was Ihnen Spaß, Freude und Glücksgefühle vermittelt.

Anstrengung im rechten Maß macht Freude. Es liegt in unserer Natur, dass wir Leistung, auch und gerade körperliche Leistung, bringen wollen. Am besten eignen sich sportliche Spiele.

Suchen Sie Gleichgesinnte, die in etwa in der gleichen körperlichen Verfassung wie Sie sind. Wenn Sie stark abgeschlafft sind, sollten Sie vor

Aufnahme Ihres Trainings einen Arzt zu Rate ziehen.

Im Übrigen gibt es Tausende von Sportvereinen, Sportstudios, Fitness-Centern usw. Überall gibt es ausgebildete Trainer, Sportlehrer und Übungsleiter. Vertrauen Sie sich diesen Menschen an.

Sie werden Ihnen folgendes sagen: Beginnen Sie jedes Training damit, sich aufzuwärmen und Ihre Bänder, Muskeln und Gelenke geschmeidig zu machen. Sie beugen so Verletzungen vor.

Vermeiden Sie Überanstrengung, aber gehen Sie bei jeder Trainingseinheit fast bis an Ihre Leistungsgrenze. Nur so ist Fortschritt möglich.

Trainieren Sie Ihre Kraft, indem Sie Ihrem Körper Kraft abverlangen, z.B. durch gezieltes Hanteltraining. Trainieren Sie Ihre Ausdauer, indem Sie Ihrem Körper über längere Zeit Leistung abverlangen, z.B. durch Laufen, Radfahren oder Schwimmen. Trainieren Sie Ihre Beweglichkeit durch Gymnastik, Dehn- und Streckübungen.

Trainieren Sie Ihre Schnelligkeit am besten in Spielen, in denen Sie auf Aktionen Ihres Gegners schnell reagieren müssen. Dabei wird auch Ihre Koordinationsfähigkeit geschult. Sie entwickeln Körpergefühl, das für Ihren Sex wichtig ist.

Mit jeder Woche werden Sie mehr „fit for fun". Leben Sie ein Jahr richtig (in jeder Hinsicht), und es wird Ihnen für Jahrzehnte gut gehen. Seelisch, körperlich und geistig.

Übrigens sind Sie noch lange nicht fit, wenn Sie nicht mindestens 30 perfekte Liegestütze an einem Stück machen können – mit gerade durchgestrecktem Körper bis zum Boden und wieder hoch bis die Arme durchgestreckt sind.

50 Kniebeugen hintereinander müssen Sie schaffen – ohne Zusatzgewichte, aber tief runter und mit aufrechtem Rücken wieder hoch.

100 Situps für die Bauchmuskeln dürfen für Sie kein Problem sein.

Sie müssen 10 Kilometer laufen können und zwar mindestens doppelt so schnell, wie Sie die Strecke in gutem Marschtempo gehen.

Wenn Sie mit geschlossenen Füßen aufrecht stehen, müssen Sie sich bei durchgedrückten Knien so weit herunter beugen können, dass Sie Ihre Handflächen auf den Boden legen können.

Wenn Sie das unabhängig von Ihrem Alter können, dann haben Sie eine gute Ausgangsposition. Körperliche Leistungsfähigkeit ist wirklich keine Frage des Alters. Dass diese Behauptung richtig ist, erkennen Sie daran, dass John Glenn mit 77 Jahren eine Weltraummission unternommen hat.

Und Sie können ganz sicher sein, dass dieser Astronaut mit seinen 77 Jahren die hier genannten Leistungskriterien deutlich übererfüllt hat. Auch hier gilt, dass es nicht notwendig ist sich einreden zu lassen, dass Alter zwangsläufig mit Gebrechlichkeit einhergeht.

Wenn Sie dann topp gepflegt sind, was ja eine Selbstverständlichkeit sein sollte. Und wenn Sie keinen Makel an dem zulassen, was Sie umgibt: Kleidung, Auto, Wohnung usw., dann müssen Sie nur noch freundlich sein und Ihre positive Lebenseinstellung nicht verbergen, und Sie werden immer Gelegenheit finden, Ihre Liebeskraft auch auszuleben. Das ist sicher.

Kapitel 3
Was Sie besser nicht tun sollten

Immer wieder werden neue Methoden und Mittel auf den Markt geworfen, die zu mehr Potenz oder einem größeren Glied führen sollen.

Die meisten sind pure Geldschneiderei und völlig wirkungslos. Da gibt es zum Beispiel ein geschmackloses Pulver, das unter dem ebenso geschmacklosen Slogan „Stark wie ein Neger" als angeblich getrocknetes Elefantensperma verkauft wird – für 290 Mark pro Portion.

In Wirklichkeit handelt es sich um eine Backzutat, die in jedem Lebensmittelgeschäft für wenige Pfennige zu haben ist.

Wenn sich tatsächlich in dem einen oder anderen Fall eine Wirkung auf die Manneskraft einstellen sollte, dann ist dies allenfalls der sog. Placebo-Effekt. Der verzweifelte Anwender geht nach der Einnahme des Pulvers, das so teuer ist, dass es ja wirksam sein muss, mit mehr Selbstvertrauen und größerer Gelassenheit zur Sache. Das könnte er auch billiger haben. Nun ja.

Sparen Sie sich das Geld für teure Aphrodisiaka. Kochen Sie sehr schonend einen gewürfelten Kohlrabi und Sie haben für wenig Geld einen Stimulus, der tatsächlich luststeigernd und potenzerhöhend wirkt.

Es gibt aber auch echte Potenzmittel, die unter die Kategorie Medikamente einzuordnen sind. Seien Sie besonders vorsichtig damit. Auch wenn es heutzutage überhaupt kein Problem ist, über das Internet im Ausland jede Droge und jedes pharmazeutische Produkt ohne Verschreibung durch einen Arzt zu kaufen, so sind diese Produkte deshalb nicht weniger mit Vorsicht zu genießen.

Es gilt bei Medikamenten die unumstößliche Regel: Was keine Nebenwirkungen hat, hat auch keine Wirkung.

Grundsätzlich sollte ein gesunder Mann keine Hormone und auch keine die Blutfülle steigernden Mittel einnehmen. Sie erzielen vielleicht kurzfristig den gewünschten Effekt. Aber der Preis, den Sie in der Zukunft bezahlen werden – und daran kommen Sie nicht vorbei – ist zu hoch.

Erzielen Sie die gleichen oder sogar noch bessere Resultate lieber auf natürliche und gesunde Weise, auch wenn es scheinbar etwas mehr Mühe kostet. Sie verlieren sonst unter Umständen genau das, was Sie sich eigentlich verschaffen wollten: Ihre Manneskraft. Manche haben sogar Ihr Leben lassen müssen.

Und dann gibt es auch noch die mechanischen Hilfsmittel, wie Streckvorrichtungen oder Saugpumpen. Auch hier heißt es, besser Finger weg davon. Die gut verdienenden Hersteller solcher Geräte propagieren eine andere Meinung. Aber Tatsache ist, dass es viele Verletzungen gibt, wie zum Beispiel den Penisbruch, bei dem Schwellkörper so sehr verletzt werden, dass auch wenn die höllischen Schmerzen nach Wochen und Monaten wieder weg sind, das Glied so stark abgeknickt ist, das Geschlechtsverkehr nicht mehr möglich ist.

Saugpumpen führen auf Dauer zwar zu einem vergrößerten Glied, das aber so stark deformiert und völlig unansehnlich ist, dass es nur sehr wenige Sexpartnerinnen gibt, die durch so eine Fleischmasse sexuell stimuliert werden.

Streckgeräte ziehen den Penis zwar in die Länge, aber dadurch wird er dünner. Ein sicherlich nicht gewollter Nebeneffekt.

Und schließlich als größte Geldschneiderei und Ausnutzung von Unwissenheit werden täglich viele Operationen an gesunden Männern durchgeführt.

Dabei werden nicht nur unnötige Gefahren auf sich genommen, wie z. B. Komplikationen bei der Narkose oder Verschlechterungen des vorherigen Zustands, sondern oftmals ist das

Ergebnis einer solchen Operation ein unansehnlicher Penis, der nicht selten auch in seiner Funktion stark beeinträchtigt ist.

Es empfiehlt sich also, wie es der gesunde Menschenverstand ja auch nahe legt, sich keinen unnötigen chirurgischen Eingriffen zu unterziehen.

Besser als alle Mittel, Salben oder das Skalpell sind die natürlichen Methoden, wie sie in diesem Buch beschrieben werden.

Wenn sie dieses Buch so nutzen, wie es gedacht ist, dann werden Sie schon in sehr kurzer Zeit Resultate erzielen, die Sie bisher nicht für möglich gehalten haben.

Sie werden auf natürliche Art und Weise gesund und leistungsfähig sein, und zwar dauerhaft und unabhängig von ihrem Lebensalter. Sie werden fit und stark sein. Sie werden eine gesunde Lebenseinstellung haben und wenn sie wollen, dann können sie auch ein natürlich vergrößertes Glied haben.

Üben Sie also die hier beschriebenen Methoden, und Sie werden dauerhaft davon profitieren. Sie werden bis ins hohe Alter potent und voller Lebensfreude sein.

Außerdem sparen Sie eine Menge Geld.

Kapitel 4
Anatomie

Wie funktioniert Ihr Penis und wie ist er aufgebaut?

Selbstverständlich ist das männliche Glied, wie im Grunde alle Körperteile, ein hochkomplexes Organ. Die Mediziner unter den Lesern mögen bitte die stark vereinfachte Darstellung an dieser Stelle verzeihen. Hier soll nur eine grobe Verständnisgrundlage für die praktischen Übungen geschaffen werden.

Da der Penis sehr komplex aufgebaut, ist es besonders wichtig, nicht mit obskuren Mitteln und Methoden Veränderungen an ihm herbeiführen zu wollen. Die Gefahr einer Schädigung von Nerven, Blutgefäßen oder anderen Teilen ist einfach zu groß. Über die unerwünschten Störungen der Funktionsfähigkeit oder des Aussehens haben Sie bereits gelesen.

Um zu wissen, warum die nachfolgend beschriebenen Übungen funktionieren und worauf Sie dabei zu achten haben, reicht es vollkommen aus, dass Sie diese wenigen, aber wichtigen, Fakten über Ihr bestes Stück kennen:

Eine Erektion entsteht dadurch, dass die Schwellkörper des Penis mit Blut gefüllt werden.

Die Größe Ihres Gliedes ist dadurch beschränkt, dass die Schwellkörper nur eine begrenzte Menge Blut aufnehmen können. Dann sind sie voll und Ihr Penis wird nicht größer. Könnte das schwammartige Gewebe mehr Blut aufnehmen, würde Ihr Penis weiter anwachsen.

Der Genuss des Sexes findet immer im Kopf statt. Dort werden die von den Nerven gemeldeten Empfindungen und die Wirkung der Hormone ins Bewusstsein transportiert.

Übung 1
Aufwärmen

Jeder Sportler weiß, dass er sich vor jedem Training und vor jedem Wettkampf gut und richtig aufwärmen muss. Die enorme Wichtigkeit des Aufwärmens dürfen Sie auf gar keinen Fall unterschätzen.

Ansonsten handeln Sie sich vielleicht unnötige Verletzungen ein. Und insbesondere werden Ihre Übungen nicht den Erfolg bringen, den Sie haben könnten, wenn Sie alles richtig machen. Und zum richtig machen gehört eben auch das richtige Aufwärmen.

Bevor Sie Ihre Penis-Übungen beginnen, wärmen Sie Ihr Glied und die angrenzenden Körperregionen gut auf, so wie es im Folgenden beschrieben ist. Dadurch erreichen Sie eine gute Durchblutung und Geschmeidigkeit. Je mehr Blut Ihr Penis aufnehmen kann, desto besser funktioniert er und desto größer kann er werden.

Je sorgfältiger Sie sich aufgewärmt haben, umso schneller werden die Effekte Ihres Trainings einsetzen. Sie erzielen schneller bessere Ergebnisse.

Es gibt mehrere Methoden, das Glied auf die folgenden Übungen vorzubereiten. Am sichersten beugen Sie Verletzungen vor, indem Sie die einfache Aufwärmtechnik mit warmem Wasser anwenden.

Heiße Sitzbäder sind dabei mit Vorsicht zu genießen, weil gerade Anfänger und wenig Fortgeschrittene oft zum Übertreiben neigen.

Eine gute Aufwärmtechnik ist diese:

Nehmen Sie ein kleines Frottierhandtuch (oder einen genügend großen Waschlappen) und legen Sie es in sehr warmes Wasser. Nicht zu heiß, aber auch nicht lau warm. Die heißeste Einstellung von modernen Wasserhähnen ist i.d.R. genau richtig.

Das nasse warme Handtuch legen Sie dann um Ihrem Penis. Wickeln Sie Ihr Glied so ein, dass es von allen Seiten warm wird und auch die Körperstellen um das Glied herum noch mit Wärme versorgt werden.

Setzen Sie dabei aber Ihre Hoden nicht zu großer Hitze aus!

Das Handtuch sollte dabei wirklich nass sein. Dadurch kann die Wärme länger einwirken. Wenn Sie merken, dass das intensive Wärmegefühl nachlässt, wringen Sie das Handtuch aus und tränken Sie es erneut mit warmem Wasser.

Ihr Glied sollte mindestens fünf, besser zehn, Minuten auf diese Art und Weise aufgewärmt werden.

Auch wenn diese Prozedur von einigen Männern anfangs als unangenehm empfunden wird, so haben nach einer kurzen Eingewöhnungszeit fast alle Männer deutliche Lustempfindungen beim Aufwärmen.

Durch die Wärme wird Ihr Penis meistens größer. Ziehen Sie dann, aber erst dann, die Vorhaut zurück, und wärmen Sie auch Ihre Eichel.

Übung 2
Länge

Das Stretching, zu Deutsch Dehnen, sollten Sie nur am gut aufgewärmten Penis üben.

Fassen Sie Ihr schlaffes (!) Glied kurz hinter der Eichel fest an und ziehen Sie das Glied sanft von Ihrem Körper weg. Auf gar keinen Fall dürfen Sie so heftig ziehen, dass Sie es als unangenehm empfinden oder Sie gar Schmerzen bekommen. Das gilt übrigens für alle Übungen. Übertreiben schadet nur.

Ziehen Sie das Glied für ca. 5 Sekunden etwas in die Länge. Dann lassen Sie locker und warten ein bis zwei Sekunden bis Sie das Glied wieder strecken.

Wiederholen Sie diese Übung 10 bis 20 mal.

Dann ziehen Sie das Glied in gleicher Weise, aber diesmal nicht gerade vom Körper weg, sondern zur rechten Seite. Auch das wiederholen Sie im gleichen Rhythmus 10 bis 20 mal.

Danach strecken Sie das Glied 10 bis 20 mal nach links. Und zum Abschluss fassen Sie Ihren Penis wieder kurz vor der Eichel und führen 25 kreisförmige Bewegungen aus, so dass die Spitze

Ihres Gliedes unter leichtem bis mittlerem Zug 25 Kreise beschreibt. Knicken Sie dabei das Glied nicht ab.

Bei dieser Übung ist es wichtig, dass das Glied nicht erigiert ist. Wenn Sie während des Stretchings eine Erektion oder Teilerektion bekommen, unterbrechen Sie und machen Sie die Muskelübung, die an späterer Stelle in diesem Buch beschrieben ist, bis die Erektion abklingt. Erst dann stretchen Sie weiter.

Nach dem Stretching müssen Sie das Glied schütteln und leicht auf die Hand schlagen, damit die Blutzirkulation wieder ungestört in Fluss kommt.

Wenn Sie regelmäßig, das heißt täglich, Ihre Stretch-Übungen durchführen, werden Sie schon nach kurzer Zeit ein deutlich messbares Längenwachstum bemerken können.

Das Stretching darf, wie bereits erklärt, nur am gut aufgewärmten Penis geübt werden. Und auf gar keinen Fall dürfen Sie den Penis quetschen oder knicken. Auch ist vor zu starken, schmerzhaften Zug zu warnen.

Das Stretchen darf nur dann angewendet werden, wenn Sie unmittelbar anschließend die Übung 3 praktizieren. Die dritte Übung muss so ausgiebig und intensiv durchgeführt werden, wie es in der Anleitung erklärt wird. Ansonsten führen Sie zwar ein Längenwachstum herbei, was ja durchaus gewünscht sein mag, aber Ihr Penis wird dünner und unter Umständen auch schwächer.

In der Kombination aller Übungen werden Sie jedoch Längen- und Dickenwachstum erreichen. Und zusätzlich noch einen deutlichen Potenzgewinn erzielen.

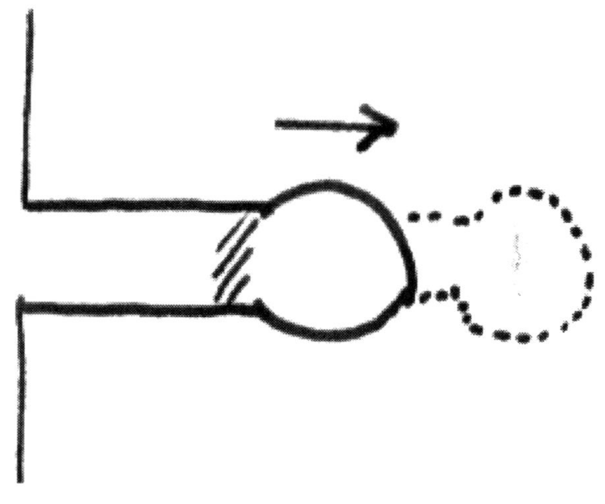

Einfaches Stretching:

Umfassen Sie den Penis an der schraffierten Stelle, direkt vor der Eichel und ziehen Sie ihn vom Körper weg.

Beachten Sie die Anleitungen im Text.

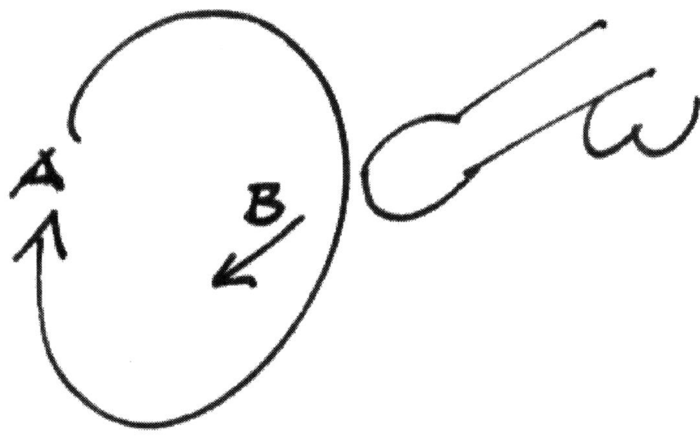

Kreisendes Stretching:

Ziehen Sie den Penis in Richtung B, während Sie mit der Eichel eine kreisende Bewegung A ausführen.

Beachten Sie die Anleitungen im Text.

Übung 3
Fülle

Dieses Übung ist der Teil des Trainings, der die meiste Disziplin erfordert. Nur wenn Sie diese Übung regelmäßig, d.h. mindestens 5 mal in der Woche über einen Zeitraum von mindestens 3 Monaten durchführen, wird sich ein Effekt zeigen.

Dabei ist es unerlässlich, dass Sie die Übung ausgiebig genug machen. Kurzes oder halbherziges Üben resultiert in einem nur halb so dicken und wesentlich kürzeren Penis, als Sie ihn haben könnten.

Nach den ersten drei Monaten, ausdauernden und intensiven Trainings, können Sie die Zahl der Trainingseinheiten reduzieren. Aber auch, wenn Sie nur noch zwei mal pro Woche trainieren, so müssen Sie dennoch lange genug üben, damit der Effekt dauerhaft bleibt.

Es ist genau, wie beim Bodybuilding für die Muskulatur. Wenn Sie nur 2 Minuten trainieren, können Sie keinen Körper wie den eines griechischen Gottes erwarten.

Machen Sie sich also klar, was Sie anstreben, bevor Sie mit dem Training beginnen. Wenn Sie sich dafür entscheiden auf gesunde Art und Weise einen starken großen Penis zu bekommen, dann müssen

Sie dafür einen Preis bezahlen. Diesen Preis müssen Sie nicht in Geld bezahlen, sondern in Zeit und Energie, die Sie Ihrem „besten Stück" widmen, um Ihre Penis-Power zu steigern.

Es liegt an Ihnen und an sonst niemandem!

Die Technik der Übung ist sehr einfach. Mit den Handgriffen, die gleich beschrieben werden, massieren Sie Blut in Ihr Glied.

Es ist eine natürliche Funktion Ihres Gliedes, größer zu werden, und zwar dadurch, dass es Blut aufnimmt.

Wenn Sie nun regelmäßig in das gut aufgewärmte und gestretchte Glied Blut hinein massieren, dann steigert sich allmählich die Blutaufnahme-Kapazität Ihres Gliedes. Es wird größer, länger und dicker. Und zwar sowohl im schlaffen als auch im steifen Zustand.

Damit Sie durch die Vergrößerung nicht an Standfestigkeit und Ausdauer verlieren, was die natürliche Kehrseite der Medaille wäre, müssen Sie unbedingt die Techniken der Übung Numero 4 anwenden.

Vor der Massageübung muss Ihr Penis gut aufgewärmt und vorgedehnt sein. Trocknen Sie ihn gut ab und ölen Sie ihn ein. Benutzen Sie dabei ein Gleitöl, dass nicht schnell stumpf wird oder gar reizt. Nötigenfalls müssen Sie während der Massage nachölen. Sie müssen selbst ausprobieren, welches Mittel Ihnen am angenehmsten ist. Die meisten Männer machen mit einfachem Babyöl die besten Erfahrungen.

Auf gar keinen Fall sollten Sie die Fülle-Übung unter der Dusche oder unter Wasser anwenden. Dabei wäre zwar gewährleistet, dass das Glied warm ist, aber Wasser ist kein geeignetes Gleitmittel, weil es die Haut schnell stumpf macht.

Beginnen Sie damit, dass Sie Ihr Glied so lange massieren, dass es teilerigiert ist. Sollten Sie während der Übung eine volle, starke Erektion bekommen, so müssen Sie durch die Muskelübung, wie in Übung 4 beschrieben, die Erektion wieder vermindern, bevor Sie weitermachen.

Übrigens dürfen Sie auch die Stretch-Übung nicht am steifen Glied ausführen.

Machen Sie sich also einen „Halbsteifen". Nun umfassen Sie mit Daumen und Zeigefinger das Glied an der Basis. Die Basis ist dort, wo der Penis am Körper ansetzt. Umfassen Sie das Glied so fest, dass die Blutzufuhr in das Glied – und vor allem der Blut-Rückfluss aus dem Glied heraus unterbrochen ist.

Quetschen Sie das Glied nicht, aber halten Sie den Ring, den Sie aus Daumen und Zeigefinger bilden fest geschlossen, während Sie nun Ihre Hand vom Körper fortbewegen – bis zur Eichel.

Mit dieser Bewegung streichen Sie das Blut, das sich im Penis befindet, in den vorderen Bereich des Penis. Es wird dort von den Schwellkörpern aufgenommen.

Diese Bewegung sollte recht flüssig geschehen, ab nicht zu schnell. Sie sollte circa eine Sekunde dauern.

Es fließt nun wieder Blut aus dem Körper in den Teil des Penis, aus dem Sie gerade das Blut heraus gestrichen haben. Sie nehmen nun Ihre andere Hand und umfassen damit die Basis des Gliedes, genauso wie eben mit der ersten Hand.

Jetzt erst lassen Sie mit der vorne an der Eichel befindlichen Hand den Penis los.

Streichen Sie nun wieder mit der Hand, die sich an der Basis befindet, das Blut nach vorne. Mit der freien Hand umfassen Sie jetzt wieder die Basis.

Auf diese Weise streichen/„melken" Sie nun abwechselnd mit der einen und der anderen Hand Ihren Penis.

Dabei füllen sich die Schwellkörper immer weiter mit Blut. Ein Vorgang, der bei jeder Erektion stattfindet. Nur bei der natürlichen Erektion werden die Schwellkörper nicht weiter gefüllt, wenn Sie voll sind. Jedoch bei dieser Übung können Sie in das bereits ganz gefüllte schwammartige Gewebe noch ein wenig mehr Blut hinein streichen. Dadurch erhöht sich die Aufnahmekapazität und Ihr Penis wird noch größer.

Bitte übertreiben Sie nicht, sondern gehen Sie nach der Devise „steter Tropfen höhlt den Stein" vor.

Wenn Sie zuviel auf einmal erreichen wollen, werden Sie kleine rote Punkte auf Ihrem Glied erzeugen. Das sind geplatzte Blutgefäße. Diese roten Punkte verschwinden nach einigen Tagen und sind relativ harmlos. Dennoch müssen Sie Ihr Training unterbrechen. Übrigens erscheinen diese Punkte auch, wenn Sie Ihr Glied nicht sorgfältig genug aufgewärmt hatten.

Ein Zuwenig ist übrigens auch nicht gut, weil Sie dann nicht die gewünschte Wirkung erzielen werden. Das leuchtet unmittelbar ein, denn um die Menge an Blut zu erhöhen, die Ihre Schwellkörper aufnehmen können, müssen Sie die Schwellkörper zuerst füllen und dann noch etwas weiter massieren.

Wenn Sie vorher aufhören, ist der Effekt gleich null!

Machen Sie also pro Sitzung nicht weniger als 300 Massage-Striche.

Und vor allem: Mindestens 5 mal in der Woche diese Übung durchführen. Erst nach einigen

Monaten, wenn Sie einen deutlich messbaren Längen- und Dickenzuwachs erreicht haben, können Sie auf ein bis zwei Massagen reduzieren.

Übrigens sind 3 bis 5 Zentimeter Längengewinn, sowohl beim schlaffen als auch beim steifen Glied, innerhalb des ersten halben Jahres durchaus die Regel.

Es gibt sogar Berichte, denen zufolge mit dieser Methode die Penisgröße innerhalb von ein bis zwei Jahren verdoppelt wurde. Das allerdings mit sehr ausdauernden und regelmäßigen Massagesitzungen.

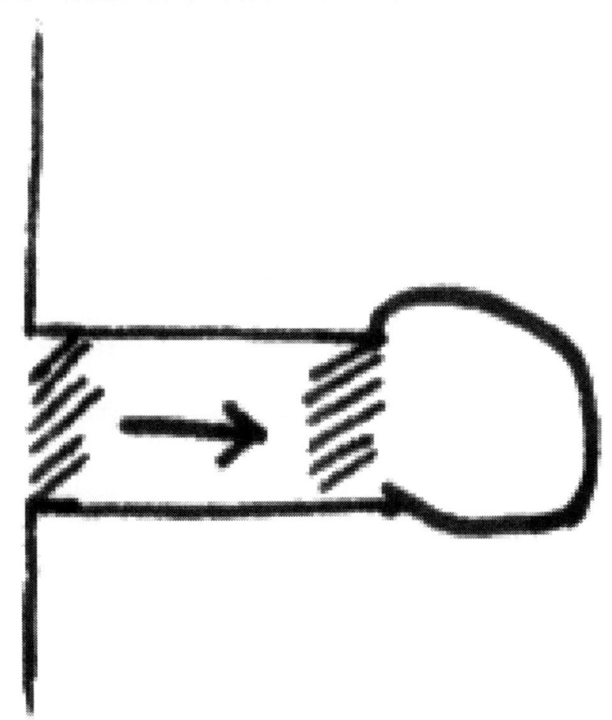

Fülle erzeugen:

Umfassen Sie den Penis recht fest im Bereich der linken Schraffur und streichen Sie in Pfeilrichtung bis zur rechten Schraffur direkt vor der Eichel. Umfassen Sie das Glied an der linken Schraffur, bevor Sie den Griff an der Eichel lösen.

Beachten Sie die Ausführungen im Text.

Übung 4
Kraft und Ausdauer

Was nützt ein 20, 25 oder gar 30 Zentimeter langer, dicker Penis, der nicht steht – oder nicht lange genug steht?

Wenn „er" nicht steinhart ist, können Sie zwar in der Sauna Staunen erzeugen, aber wenn es zur Sache kommt, haben Sie gar nichts.

Die hier beschriebene Übung führt dazu, dass Ihr Penis, egal wie groß und dick er ist, beliebig oft und lange erigiert.

Sie können mit dieser Übung vorzeitigen Samenerguss bekämpfen und vielen Altersbeschwerden vorbeugen. Außerdem steigert diese Technik Ihr Ejakulationsvermögen. Grob gesprochen heißt das, Sie spritzen öfter, stärker, weiter.

Sie haben bereits gelesen, wie wichtig eine allgemein gute körperliche Verfassung für Ihr Sexleben ist. Sie wissen, dass es unerlässlich ist die Muskulatur geschmeidig und kraftvoll zu halten.

Um Ihre Penis-Power zu voller Höhe zu bringen, müssen Sie, zusätzlich zu den normalerweise trainierten Muskeln des Bewegungsapparates, Ihre Beckenbodenmuskulatur voll austrainieren. Und zwar besonders den Pubococcygeus-Muskel, auch PC-Muskel genannt. Sie können den PC willkürlich anspannen und entspannen.

Wenn Sie eine Erektion haben und den PC anspannen, wird dadurch Ihr Penis ein wenig in den Körper zurückgezogen und die Blutfülle wird erhöht.

Spannen Sie allerdings den PC während einer Erektion länger an, dann lässt die Erektion nach.

Durch An- und Entspannen des PCs können Sie auch den Zeitpunkt der Ejakulation kontrollieren.

Eine gut trainierte Beckenbodenmuskulatur, insbesondere ein geübter PC erhöht nicht nur Ihre sexuelle Leistungsfähigkeit, sondern Sie können dadurch die Wirksamkeit Ihrer Massagen (Übung 3) erheblich steigern.

Sie können damit auch vermeiden, bei den Massagen zu ejakulieren.

So trainieren Sie Ihren PC:

Setzen Sie sich in einen bequemen Sessel, massieren Sie Ihren Penis bis zu einer sehr harten Erektion. Spannen Sie nun Ihren PC so stark wie möglich an und entspannen Sie ihn wieder. Wiederholen Sie das An- und Entspannen, bis die Erektion nachlässt.

Massieren Sie nun wieder, bis Sie erneut eine harte Erektion haben. Spannen Sie den PC an und halten Sie die Anspannung, während Sie weiter massieren. Wenn Sie merken, dass Sie die Anspannung nicht mehr aufrecht erhalten können, lassen Sie den Muskel los, massieren aber weiter.

Spannen Sie dann den PC während der Massage wieder an und wiederholen Sie diesen Zyklus von An- und Entspannen unter der Massage, bis Sie fühlen, dass sich der Orgasmus ankündigt.

Diese Übung sollten Sie mindestens an vier Tagen pro Woche durchführen.

Unterstützend können Sie Ihre Beckenbodenmuskulatur trainieren, während Sie sitzen und einer beliebigen Tätigkeit nachgehen, die nicht Ihre erhöhte Aufmerksamkeit beansprucht.

Spannen Sie einfach Ihre Muskeln im Unterleib an und entspannen sie wieder. Wiederholen Sie das so oft, bis Sie keine Kraft mehr in den Muskeln haben und Sie die verstärkte Durchblutung in Form von Wärme und Kribbeln fühlen. Nach kurzem regelmäßigem Training sollten Sie es auf 500 kraftvolle An- und Entspannungen ohne Pause bringen.

Eine weitere Übung besteht darin, einen einzelnen Muskel, z.B. den PC solange mit aller Kraft anzuspannen, bis Sie die Spannung nicht mehr

halten können. Nach einer kurzen Erholungspause
wiederholen Sie das Anspannen wieder.

Wenn Sie das 10 bis 20 mal hintereinander
mit voller Kraft tun, werden Sie bereits nach
wenigen Wochen eine deutliche Potenzsteigerung
erleben.

Übung 5
Die richtige Kombination

Sie haben nun alle vier Grundübungen gelesen. Wenden Sie sie auch an und üben Sie regelmäßig und vor allem intensiv, d.h. ausdauernd und lange genug.

Wenn Sie jede einzelne Technik vom Aufwärmen über das Dehnen und Füllen bis hin zum Stärken einwandfrei beherrschen und mindestens 6 Wochen lang regelmäßig praktiziert haben, dann können Sie sich an die Königsübung des Power-Penis-Systems wagen: die starke Füll-Kombi.

Diese Übung macht nur Sinn, wenn Ihr Penis wirklich schon das Grundtraining absolviert hat. Außerdem muss Ihr PC bereits gut trainiert sein. Und bei der Kombi ist es extrem wichtig, dass Sie die Aufwärm- und Stretchingphase besonders gründlich gestalten.

Die Kombi-Übung ist genau so einfach wie die Grundübungen:

Wärmen Sie sich sehr gut auf. Machen Sie für mindestens 10 Minuten Stretchübungen. Verschaffen Sie sich eine Teilerektion und machen Sie für 10 bis 15 Minuten die Fülle-Übung.

Wenn Sie Ihren Penis so vorbereitet haben, können Sie nun ohne eine Pause zu machen (!) mit dem eigentlichen Bodybuilding für Ihr „bestes Stück" beginnen – der Power-Kombi.

Streichen Sie wie bei der Fülle-Übung das Blut in den vorderen Bereich Ihres Gliedes und spannen Sie Ihren PC ganz stark an. Ihr Glied schwillt nun noch stärker an. Führen Sie die Streichbewegung diesmal langsamer aus, so dass Sie ca. 3 Sekunden benötigen, bis Sie an der Eichel angelangt sind.

Machen Sie das 10 mal hintereinander. Sie können den Effekt noch steigern, indem Sie gleichzeitig den Penis leicht vom Körper wegziehen, wie bei der Stretching-Übung.

Sofort nach den 10 Kombis führen Sie die Fülle-Übung wie gewohnt aus, aber diesmal mit starkem Griff. Dabei spannen Sie den PC an und entspannen ihn in schnellem Wechsel.

Dann wieder die Power-Kombi 10 mal. Und so weiter, eine halbe Stunde lang.

Diese Übung vergrößert und stärkt Ihr Glied, gibt Ihnen sexuelle Kraft und Ausdauer.

Anschließend wärmen Sie Ihr Glied genau so wie vor dem Training.

Wenn Sie trotz guter Vorbereitung und sorgfältigen Aufwärmens rote Blutmale an der Eichel bekommen, sollten Sie einen oder zwei Tage

Pause einlegen, insbesondere wenn Ihr Glied schmerzt. Bereiten Sie sich noch gründlicher auf die Power-Kombi vor, auch wenn die roten Pünktchen an sich harmlos sind.

Kapitel 5
Übertreiben oder Untertreiben
- und die Folgen

Finden Sie das rechte Maß und Sie werden die gewünschten Ergebnisse auf die leichteste Weise erzielen, die möglich ist.

Jeder Fanatismus schadet, wenn auch Ausdauer (die man durch entsprechenden Sport trainieren kann und soll – körperliche Ausdauer bringt auch mentales Durchhaltevermögen mit sich) unerlässlich ist.

Beginnen wir mit dem Nachdenken über das Zuwenig. Wie mit allem im Leben ist es auch hier so. Ist Ihr Wunsch nach Resultaten so gering, dass Sie nicht genügend von Ihrer Zeit und Energie daran geben, um sich das Erreichen Ihres Zieles zu erarbeiten, dann werden Sie es nicht erreichen, weil Sie es nicht wirklich wollen.

Essen Sie nicht genug, werden Sie verhungern. Machen Sie nicht genug Sport, so werden Sie abschlaffen, schwach, krank und hässlich werden.

Sind Sie beim vielen Essen nicht diszipliniert genug, dann werden Sie fett und abstoßend.

Machen Sie die Übungen aus diesem Buch nicht regelmäßig und im vorgeschriebenen Umfang, dann bleibt alles so wie es ist.

Bitte fangen Sie jetzt nicht an sich zu bemitleiden, nur weil Sie einer von den Menschen sind, die meinen, Sie müssten alles vom Leben ohne jegliche Bemühung bekommen.

Falls Sie zu dieser weit verbreiteten Spezies gehören, denken Sie bitte über dieses chinesische Sprichwort nach:

Magst du einen Menschen, so gibt ihm einen Fisch, damit er heute nicht hungert.

Liebst du einen Menschen, so gib ihm eine Angel, damit er niemals hungert.

Sie sind ein Mann – und das Leben liebt Sie! Es hat Sie mit allem ausgestattet, damit Sie sich selbst das verschaffen können, was Sie brauchen und was Sie wollen.

Aber nehmen müssen Sie es sich selbst. Warten Sie also nicht, bis Sie beschenkt werden, sondern erkennen Sie, dass Sie bereits über alle Maßen beschenkt worden sind. Packen Sie Ihr Geschenk des Lebens aus und nutzen Sie das, was Ihnen geschenkt worden ist.

Nutzen Sie Ihr Potenzial, aus sich das machen zu können, was immer Sie wollen – aus eigener Kraft und Bemühung.

Übertreiben ist schädlich und unter Umständen sogar gefährlich!

Kapitel 6
Die richtige Einstellung

Egal worum es sich handelt, Ihre persönliche Einstellung ist ausschlaggebend für den Erfolg. Hier ist es nicht anders.

Blicken Sie aus der rechten Perspektive und angemessener Distanz auf Ihr Liebes- und Sexualleben, seien Sie gelassen, heiter und zuversichtlich, dann wird Ihnen alles gelingen, was Ihnen nur gelingen kann. Vorausgesetzt, Sie sind bereit den Preis zu bezahlen, den Ihnen Ihr Ziel abverlangt.

Wie gewinnt man die rechte Einstellung? Im Grunde ist es ganz einfach: benutzen Sie Ihren Verstand. Denken Sie einfach etwas mehr über die Dinge nach, als Sie es für gewöhnlich tun würden.

Machen Sie sich klar, dass es keinen Grund gibt sich minderwertig oder unterlegen zu fühlen. Schwierige Situationen im Leben sind Aufgaben, an denen wir wachsen können, wenn wir sie als solche erkennen können - und wollen.

Seien Sie sich Ihres Erfolges gewiss und er wird sich einstellen, wenn Sie genügend hart daran arbeiten.

Nutzen Sie die Kraft der Visualisierung und den Effekt, den das Arbeiten mit den inneren Bildern auf Ihr Unterbewusstsein und damit auf die Auswirkungen in der materiellen Welt hat.

Stellen Sie sich beim Training vor, wie Ihr gewünschtes Resultat aussieht. Schließen Sie die Augen, atmen Sie entspannt, ruhig und tief. Lassen Sie vor Ihrem geistigen Auge Ihren Penis wachsen.

Sehen Sie sich als liebevollen, einfühlsamen und starken Liebhaber. Freuen Sie sich auf das, was vor Ihnen liegt. Genießen Sie das, was Ihnen begegnet und widerfährt. Lösen Sie sich vom Leistungsdenken beim Sex. Es kommt nur auf den Spaß an der Freude an.

Haben Sie keine Sorge mehr, dass Sie bei einem Vergleich schlecht abschneiden. Niemand hat das Recht, andere Menschen zu beurteilen. Wem nicht klar ist, dass er/sie durch Vergleichen die einzigartigen Aspekte des Einzelnen übersieht, vergibt sich viel im Leben.

Meditieren Sie öfter mal über die Wahrheiten, die im letzten Kapitel dieses Buches aufgeschrieben sind.

Wenden Sie das durch dieses Buch erworbene Wissen an. Trainieren und stärken Sie Ihren Penis. Sorgen Sie dafür, dass Ihre allgemeine Fitness topp ist. Ernähren Sie sich gut und richtig.

Arbeiten Sie mental an einer heiteren und positiv gestimmten Lebenseinstellung. Und schließlich: Machen Sie sich klar, was es bedeutet ein Mann zu sein. Das letzte Kapitel dieses Buches soll Ihnen dazu einige Denkanstöße geben.

Wenn Sie bereit sind sich ernsthaft diesem Programm zu unterziehen, dann haben Sie auf der körperlich mentalen Ebene alles vorbereitet, um ein dauerhaft erfülltes Leben zu führen. Wenn Sie sich dann nicht mehr mit den kleinlichen Sorgen der körperlich-mentalen Aspekte des Daseins herumschlagen, haben Sie wertvollen Freiraum gewonnen, um sich den wirklich wichtigen Dingen zu widmen.

Dies ist ein vergleichbarer Ansatz, den die Weisen Indiens vor vielen Tausend Jahren genommen haben. Sie haben das Yoga-System entwickelt, um Ihren Körper, ihren Verstand, ihre Gefühle und ihren Geist davon abzuhalten, sie an der Versenkung in die Gottheit zu hindern.

Die Power-Penis-Übungen befreien Sie von den Gedanken, Sorgen, Wünschen und Komplexen, die in unserer westlichen Welt des 21.Jahrhunderts die Köpfe und den klaren Blick fast aller Männer blockieren.

Kapitel 7
Wann ist ein Mann ein Mann?

Was ist das Männliche? Das männliche Prinzip ist das gebende Prinzip und das weibliche Prinzip ist das empfangende Prinzip. Beide Prinzipien sind beglückend, wenn sie wirklich gelebt werden.

Ein Mann ist dann ein Mann, wenn er sich auf das im Folgenden beschriebene Ideal hinentwickelt:

Ein Mann gibt, ohne Lohn oder Dank zu erwarten. Ein Mann schöpft aus der unendlichen Fülle, die das Leben und die Welt für ihn bereithalten. Einem Mann fällt es daher leicht, großzügig und freigebig zu sein.

Ein Mann gibt Liebe ohne Bedingung an alle Menschen, die ihm vom Leben anvertraut sind. Ein Mann nimmt die Kraft, die Energie und den Reichtum an, die dieses Leben für ihn bereithält. Er gibt sie weiter, ohne sich zu fragen, ob für ihn genügend übrig bleibt. Denn er weiß, dass er immer aus dem unbegrenzten Reservoir schöpfen kann.

Ein Mann erwartet von seinen Mitmenschen nichts. Denn er ist immer der Gebende. Und doch ist er bereit zu ernten, was er gesät hat. Er ist bescheiden genug, um jedes Geschenk, in welcher Form auch immer, annehmen zu können.

Ein Mann ist stolz, er selbst zu sein. Doch nie blickt er herab auf andere. Er vergleicht sich nie mit anderen. Ein Mann hat nur sich selbst zum Maßstab. Denn er ist frei, weil er immer der Gebende ist.

Ein Mann hat keine Furcht. Denn man kann ihm nichts nehmen. Er ist der Gebende. Ein Mann muss nichts zurückhalten. Denn er hat keine Sorge, dass man ihm zu wenig geben wird. Denn er ist der Gebende.

Ein Mann ist frei. Denn er gibt so viel und so lange, bis er frei von allem ist.

Ein Mann ist stark und glücklich. Denn alle Liebe, Kraft, Zuversicht und Geborgenheit, die er anderen gibt, fließen durch ihn hindurch.

Ein Mann ist alleine und doch nie einsam. Er urteilt nicht über andere und er ist unbeeinflusst davon, wie andere ihn sehen mögen. Das macht ihn sanft und mild. Denn er ist stark an Körper, Geist und Seele. Frei von Sorge und Furcht. So braucht er sich nicht vor anderen zu schützen. Er ist liebevoll und freundlich.

Ein Mann ist reich. Denn er ist bereit, immer alles zu geben. Darum kann es ihm nie an etwas fehlen. Ein Mann lebt immer im Bewusstsein der Fülle des Lebens, egal wie viel er gerade hat oder auch nicht.

Ein Mann ist gut, in allem, was er tut und ist. Er gibt sein Bestes und wird immer besser. Ein Mann braucht nichts für sich zurückzubehalten. Denn das Leben liebt den Mann, der ohne zu zögern und ohne zu zweifeln das annimmt, was das Leben einem Mann geben kann. Einem Mann schenkt das Leben alles. Ein Mann kann durch alle Höhen und Tiefen des Lebens gehen, ohne zu hadern oder seine Zuversicht zu verlieren. Ein Mann lebt sein Leben ganz.

Er erwartet nichts von seinen Mitmenschen und er verlangt nichts vom Leben. Aber gibt voller Freude, was er hat und er tut, was er kann. So ist er in jeder Sekunde frei, alles zu genießen. Er bekommt alles, wovon andere nur träumen können.

Denn ein Mann hat Mut. Einem Mann, der alles gegeben hat und der nichts erwartet, kann nichts genommen werden. Womit sollte man ihm drohen? Womit kann man ihn einschüchtern? Wie kann man ihn zwingen?

Ein Mann lernt ständig und erlangt Wissen und Weisheit. Denn ein Mann ist bescheiden. Er ist bescheiden vor sich selbst und anderen. Er legt keinen Wert auf die Anerkennung anderer. Denn er ist derjenige, der gibt. Ein Mann legt keinen Wert darauf, dass andere seine Bescheidenheit und seine wahre Größe erkennen. Ein Mann bleibt frei von allem.

Ein Mann kann jedermann frei und aufrecht begegnen. Denn er erwartet nichts vom anderen. Keine Anerkennung, kein Lob, keinen Lohn. Ein Mann weiß, dass niemand ein Recht hat, einen wirklichen Mann zu beurteilen, zu verachten, zu tadeln oder zu kritisieren. Ein Mann erwartet nicht, dass andere das wissen. So ist es nur natürlich, dass ein Mann großherzig und nachsichtig ist, ohne eitel oder überheblich zu sein. Denn er weiß, dass jeder auf dem Weg des Lernens geht. Und er weiß, dass jedem noch unzählige Lektionen bevorstehen, egal wie viel einer weiß und bereits verstanden hat.

Einem Mann kann man vertrauen. Man kann sich ihm anvertrauen. Denn er ist stark und ehrlich. Er ist immer gebend und frei von Furcht. Deshalb gibt es keinen Grund für einen Mann, unehrlich zu sein, andere zu betrügen, andere in die Irre zu leiten oder jemanden zu übervorteilen. Ein Mann gibt den Menschen und schöpft aus der unendlichen Fülle des Lebens und der Welt. Warum sollte so ein Mensch irgendjemandem Schaden zufügen?

Einen Mann überrascht nichts. Einen Mann erschreckt nichts. Denn ein Mann ist immer bereit, sein Letztes zu geben. Er erwartet nichts von den Menschen und den Göttern. Denn er ist frei. So kann er alle Chancen erkennen und nutzen. Niemand kann ihm befehlen. Er ist niemandes Vasall. Ein Mann will niemandes Herr sein und er ist niemandes

Sklave. Niemand ist in seinen Augen gering und niemand groß. Auch er selbst nicht. Ein Mann ist frei – auch von falschem Stolz und von Eitelkeit. Ein Mann dient den Menschen, die ihm im Leben begegnen.

Ein Mann verströmt Zuversicht und Freude. Er ist heiter! Denn er hat keine Furcht und somit auch keine Sorge. In seinem erfüllten Leben ist kein Platz für Zweifel und Schwermut. Doch er vergisst nie, den Seinen zu geben, was sie brauchen – und mehr. Dabei schadet er niemandem.

Ein Mann erlebt täglich aufs Neue Wunder. Denn er ist frei von Kleinlichkeiten und der Sorge um sein Wohlergehen. Er hat den offenen Blick für die Vielfalt und die Wunder des Daseins.

Ein Mann lässt sich nicht mitreißen. Ein Mann geht seinen Weg. Niemand muss ihm Richtung geben. Niemand muss ihm sagen, wie er leben soll. Ein Mann ist sein eigener Herr. Auch wenn er bereit ist von denen zu lernen, die mehr wissen als er. Doch er ist immer er selbst und immer gebend. Der er ist ein Mann.

Ein Mann muss nicht kritisieren. Er gibt anderen freundlich und liebevoll ohne Anmaßung und Arroganz Kraft und Hilfe auf ihrem Lebensweg, so gut er vermag. Ein Mann lässt sich durch die Kritik anderer nicht beirren oder beeinflussen. Denn er handelt immer nach bestem Wissen und Gewissen.

Ein Mann ist verantwortungsvoll. Es ist ihm eine Ehre, die das Leben ihm erweist, wenn andere von ihm abhängen und sich ihm anvertrauen. Ein Mann trägt mit Freude und Leichtigkeit Verantwortung für sein Leben und das anderer. Er verwechselt niemals Leichtigkeit mit Leichtfertigkeit. Denn ein Mann erweist dem Leben Ehre in jedem Detail. Er ist ein Gleicher mit dem Leben und mit der Welt. Denn auch er ist ein Gebender.

Ein Mann ist gerecht. Denn er hat keinen Grund, sich Zuneigung oder Vorteile zu erschleichen. Denn er ist der Gebende. Er hat keine Furcht, wegen seiner eigenen Erkenntnis von anderen gemieden zu werden. Denn er ist frei.

Ein Mann gibt Schutz, Sicherheit und Geborgenheit. Denn er hat im Leben selbst und in der Welt die stärksten Verbündeten. Er gibt gerne und ohne darüber nachzudenken. Er tut es nicht in Hoffnung auf Gegenleistung. Darum strömt ihm die Liebe derer zu, die ohne Arg und Falsch sind. Dieses kostbare Geschenk wird dem Mann zuteil, der es nicht erwartet und nicht erhofft.

Ein Mann gibt seine Kraft, sein Wissen, seine Mittel, seine Zeit und seine Liebe für die, die ihm vertrauen, die sich ihm anvertrauen, die auf ihn hoffen und die ihn brauchen. Er tut dies gerne und freiwillig. Denn sein Wesen ist Geben. Er ist ein Mann.

Ein Mann ist sorgsam und sorgfältig. Denn ihm offenbart sich der Wert der Dinge. Er erkennt den unschätzbaren Wert, von Menschen umgeben zu sein, denen er geben kann, damit er durchströmt wird von Kraft und Liebe. Er gibt seine Offenheit und nimmt dankbar an, was andere ihm in Liebe entgegenbringen. Er gibt ihnen Gelegenheit, ihre Dankbarkeit und Liebe auszudrücken. Er erwartet dies nicht, aber er gibt seine Aufmerksamkeit. Ihn kümmert nicht, was Dritte denken mögen. Denn er ist ein freier Mann.

Ein Mann, der seinen Weg geht, wird vielen Richtung und Halt geben. Er legt jedoch keinen Wert auf Gefolgschaft. Denn er ist frei und weiß die Freiheit zu schätzen. Er ist der männlich Gebende, und er ist immer bereit, anderen Freiheit zu lassen und zu geben. Er hat keine Furcht, dass er dadurch falsch verstanden wird oder die anderen ihm in ihrer Freiheit schaden oder etwas nehmen. Denn der Mann kennt keine Furcht. Er ist stark und gebend.

Ein Mann, der auf dem Weg ist, auf diese Weise immer mehr Mann zu sein, der immer mehr zum Gebenden – zur Verkörperung des männlichen Prinzips – wird, dem fliegen die Herzen der

Menschen zu und seines wird erfüllt sein.

Darum sei, was du bist: ein Mann.